AF395342

T 41
Ic 50

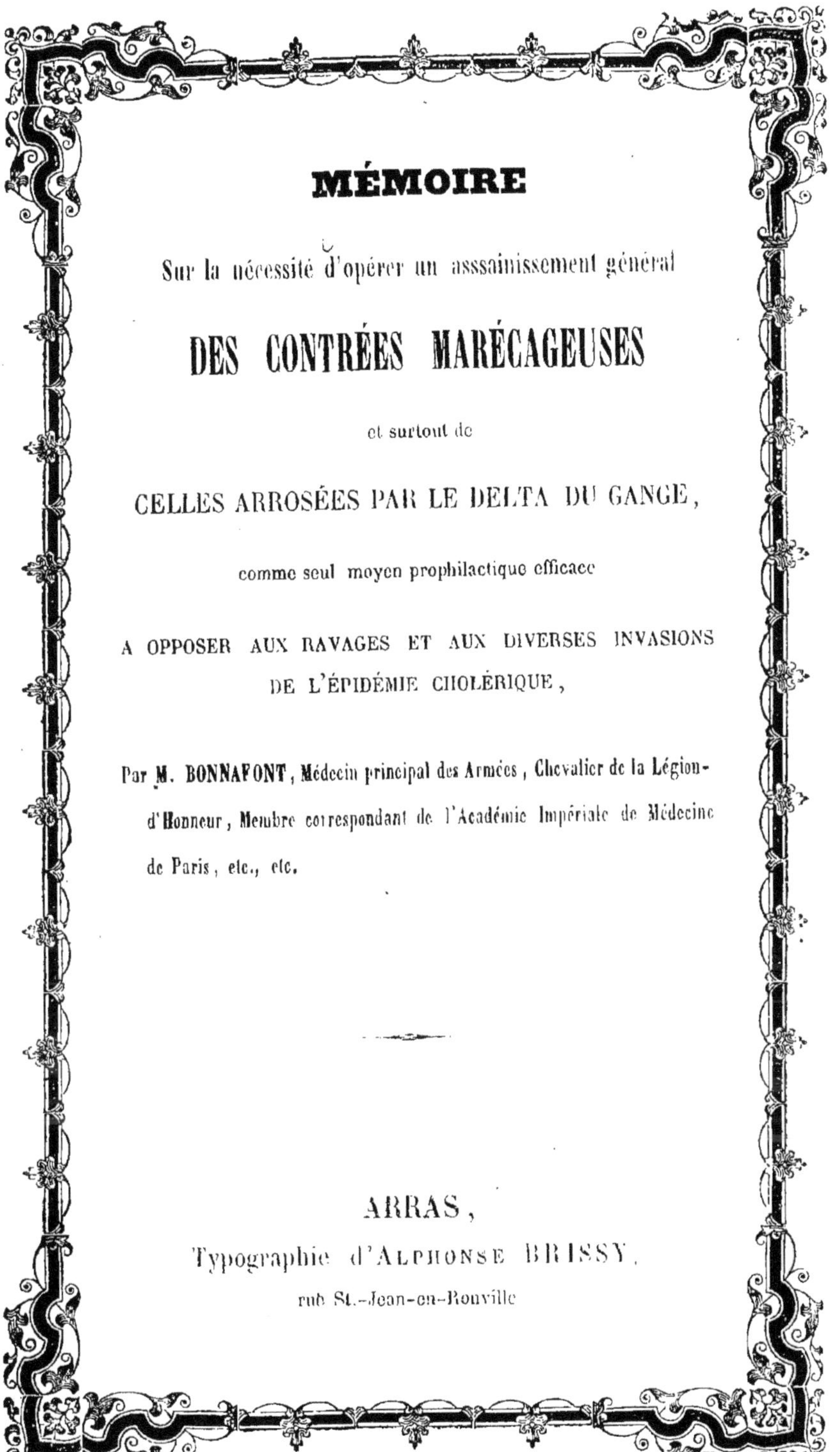

MÉMOIRE

Sur la nécessité d'opérer un asssainissement général

DES CONTRÉES MARÉCAGEUSES

et surtout de

CELLES ARROSÉES PAR LE DELTA DU GANGE,

comme seul moyen prophilactique efficace

A OPPOSER AUX RAVAGES ET AUX DIVERSES INVASIONS
DE L'ÉPIDÉMIE CHOLÉRIQUE,

Par M. BONNAFONT, Médecin principal des Armées, Chevalier de la Légion-d'Honneur, Membre correspondant de l'Académie Impériale de Médecine de Paris, etc., etc.

ARRAS,

Typographie d'ALPHONSE BRISSY,

rue St.-Jean-en-Ronville

DÉPÔT LÉGAL
Pas-de-Calais
16.
1863

MÉMOIRE

sur

LA NÉCESSITÉ D'OPÉRER UN ASSAINISSEMENT GÉNÉRAL

des

CONTRÉES MARÉCAGEUSES

et surtout de celles arrosées

PAR LE DELTA DU GANGE,

comme seul moyen prophilactique efficace à opposer aux ravages et aux diverses invasions de l'épidémie cholérique,

Par M. BONNAFONT, Médecin principal des Armées,

CHEVALIER DE LA LÉGION-D'HONNEUR,

Membre correspondant de l'Académie Impériale de Médecine de Paris, etc., etc.

ARRAS,

Typographie d'Alphonse BRISSY, rue Saint-Jean-en-Ronville.

MÉMOIRE

SUR LA NÉCESSITÉ D'OPÉRER UN ASSAINISSEMENT GÉNÉRAL

DES CONTRÉES MARÉCAGEUSES

et surtout de celles arrosées par le Delta du Gange,

comme seul moyen

PROPHILACTIQUE EFFICACE A OPPOSER AUX RAVAGES ET AUX DIVERSES
INVASIONS DE L'ÉPIDÉMIE CHOLÉRIQUE,

Par M. BONNAFONT, Médecin principal des Armées,

Chevalier de la Légion-d'Honneur, Membre correspondant de
l'Académie Impériale de Médecine de Paris, etc., etc.

———❧———

> De combien de bienfaits un gouvernement, éclairé
> par l'hygiène philosophique, ne pourrait-il pas
> gratifier les hommes?
>
> FODÉRÉ, Paris, an VII, 1798.

Je vous demande pardon. Messieurs, de venir vous entre-
tenir d'un sujet en dehors de ceux qui sont indiqués dans
votre programme. Mais celui que j'ai choisi me semble avoir
un tel caractère d'actualité, que je n'ai pu résister au désir de
faire connaître le vaste projet hygiénique qui me semble le
seul propre à éloigner de nos contrées, et probablement
aussi de l'Europe, ce fléau qui, exerçant pour la troisième
fois depuis plusieurs mois, ses ravages dans le Nord, menace

— 4 —

de venir, peut-être lentement, peut-être d'un seul bond,
(car sa marche est très-capricieuse) les répandre de nouveau
parmi nos populations. On voit que nous voulons parler du
choléra, de cette épidémie terrible qui apparaît actuellement,
et pour la troisième fois depuis quelques années, dans le
nord de l'Europe.

Cette épidémie qui, en 1832, a exercé ses affreux ravages
sur presque toute la surface du globe, qui, en 1849 et 1850,
a renouvelé ses sinistres en plongeant dans le deuil plus de
la moitié de l'espèce humaine, et qui nous menace de nouveau
de ses lugubres périgrinations, a-t-elle assez préoccupé les
gouvernements? La société elle-même s'est-elle assez émue
de ce fléau destructeur qui la menace constamment lorsqu'il
ne la dévore pas? Gouvernements et peuples ont-ils fait tous
leurs efforts pour entraver sa marche et paralyser ses funestes
effets?

Nous ne le pensons pas, car il serait par trop décevant de
demeurer sur cette pensée que rien ne peut calmer ni en-
rayer la marche de ce monstre toujours prêt à lancer son
venin d'un pôle du monde à l'autre. On peut se rendre
compte, jusqu'à un certain point, de l'indifférence où toute
l'Europe est restée à l'égard du choléra depuis sa première
apparition ; car dès qu'une couche de gazon, arrosée par
d'abondantes larmes, a recouvert la tombe de ses nombreuses
victimes, la société, laissant échapper un dernier cri de dou-
leur et espérant que des siècles la sépareraient d'une nouvelle
irruption, s'est livrée à ses travaux, à ses joies et à ses plaisirs,
sans que le souvenir de cette épidémie les ait troublés un
seul instant. Et cependant, tandis que tous les peuples
vivaient dans cette quiétude, le monstre s'était replié sur lui-
même pour, se plongeant dans les boues infectes du delta du
Gange ou d'autres marais infectés du principe épidémique,
aller se gonfler d'un nouveau venin et le répandre, quelques
années après, sur cette même société qu'il avait déjà si cruel-
lement maltraitée.

Mais cette indifférence ne devait pas toujours durer, et de nos jours, nous nous apercevons de l'intérêt qu'inspire tout ce qui se rattache au choléra.

Dès le siècle dernier, au fur et à mesure que les rapports de l'Europe avec les Indes-Orientales devenaient plus fréquents et plus faciles, on acquérait la preuve que non-seulement le choléra, cette affection si rare en Europe, existait dans l'Inde, mais que ces épidémies meurtrières sévissaient de temps en temps avec une intensité de beaucoup supérieure à ce qui se passait parmi nous. Aux descriptions de Bontius et des premiers voyageurs, il fut bientôt facile d'en ajouter d'autres plus propres à donner une idée de la malignité du fléau : telles sont celles de l'épidémie observée par Paisley, à Trincomale, en 1773, les observations de Sonnerat, sur la côte de Coromandel de 1774 à 1780, et d'une multitude de médecins qui, à Meurice, en 1775, à Gajan, à Calcutta, en 1781, à Arcott, en 1787, n'eurent que trop souvent l'occasion de signaler la gravité de ces épidémies.

Cette énumération de chiffres et de noms qu'il serait facile de grossir, prouve que les avertissements ne nous manquèrent pas ; mais si furieuses qu'on les peignît aux Européens, ces épidémies sévissant à 3,000 lieues de nous, dans des contrées si différentes des nôtres par le climat, ne provoquèrent longtemps d'autre sentiment que celui de la curiosité. La distance est comme le passé, a dit Buffon ; celle qui nous séparait du choléra asiatique était assez grande pour qu'on crût n'avoir jamais rien à redouter de ses atteintes ; personne enfin ne craignait que ces épidémies, de plus en plus multipliées depuis 40 ans, nous concernassent jamais directement, lorsque l'extension démesurée de celle qui commença à Jessore en 1817, près des bouches du Gange, vint troubler cette sécurité et révéler au monde que les secousses précécédentes n'étaient que les préludes d'une catastrophe qui le menaçait tout entier. Cette fois, les craintes ne furent pas exagérées. Du théâtre habituel de ses ravages, le choléra fit irruption dans tous les sens et, débordant de contrées en contrées, se répandit sur toute la surface du globe dont aujourd'hui, après 36 ans, il a fait le tour et pris plusieurs fois possession. Catastrophe sans égale dans les annales du monde, car il s'en faut que ce que nous savons de l'apparition en Europe de la syphilis et de la variole égale en gravité les désastreux évènements dont nous avons été, et dont nous serons encore malheureusement les témoins.

La nouvelle épreuve que subit en ce moment le Nord de l'Europe suffira-t-elle pour faire comprendre à la société les efforts qu'elle doit faire afin de prévenir son retour? Nous n'osons le croire, tant l'indifférence est à craindre pour toutes les mesures générales dont le but n'est pas restreint à un seul peuple, ou mieux, à une seule localité.

Ne soyons pourtant pas injustes, et reconnaissons que les gouvernements ont organisé des conseils d'hygiène et de salubrité dans toutes les villes, dont la mission est de rechercher et de faire disparaître toutes les causes qui peuvent favoriser la marche du choléra. Cela est fort louable sans doute, car toutes les mesures propres à améliorer la condition hygiénique des peuples doivent être l'objet d'une reconnaissance envers les autorités qui les dirigent et qui en surveillent l'exécution. Mais tous ces moyens prophilactiques sont-ils conçus avec cette homogénéité de vues que comporte un sujet aussi sérieux? Y a-t-il enfin (le choléra étant le même partout) entente entre les peuples et les divers gouvernements sur les moyens d'arrêter le fléau? Je ne sache pas que la diplomatie se soit guère préoccupée de cet ennemi commun, et cela probablement parce qu'aucune puissance n'a rien à y gagner au détriment de ses voisins, et que son mouvement, une fois commencé, ne peut être arrêté ni par des canons, ni par des protocoles.

Eh bien! selon nous le choléra doit devenir une question diplomatique, si on veut le voir disparaître de la surface du globe. Il serait curieux, en effet, de voir les différents cabinets s'occuper d'hygiène publique ; mais, après tout, cela serait aussi édifiant et plus humanitaire que de chercher à résoudre combien de mille hommes et de projectiles il faudrait pour saccager une ville et ruiner toute une population. On sera peut-être étonné de voir comment nous voulons faire intervenir les gouvernements contre cette épidémie? Le voici : Il est bien démontré maintenant que le choléra est natif de l'Inde, où il se trouve à l'état endémique, comme les miasmes entretiennent la fièvre intermittente dans les pays marécageux, et la fièvre jaune en Amérique, etc., etc. La contrée de l'Inde, la seule, ou du moins celle qui recèle plus particulièrement le poison cholérique, est bien certainement celle qui est arrosée, et souvent inondée, par les innombrables ramifications du Gange, avant de se jeter dans le golfe du Bengale. Cet énorme delta, qui n'a pas moins de 300 kilomètres de côtes et 4,650 de superficie, qui ressemble à une mer de fange soulevée par des vents furieux, est traversé par des courants rapides et coupé d'îles inondées. C'est dans cet immense cloaque que l'arbre destructeur pousse ses nombreuses racines, suce le venin pestilentiel, d'où ensuite, étendant ses branches gigantesques sur toute la surface du globe, il y exhale son poison délétère. Est-ce à dire pour cela que le principe de cette épidémie n'existe maintenant que dans le delta du Gange? Non sans doute, car les nombreuses apparitions qu'il a faites sur les différentes régions du continent, ainsi que sa marche irrégulière, démontrent à n'en pas douter, que le choléra a laissé partout où il a fait des victimes, et surtout là où le sol paraissait favorable à sa conservation, les germes suffisants pour provoquer, sous l'influence de causes que malheureusement il nous est impossible d'apprécier, de nouvelles irruptions épidémiques. Aussi, en dehors de ce vaste delta fangeux, quelles sont les contrées où le miasme cholérique paraît séjourner plus particulièrement et où l'épidémie a fait irruption avant de venir parmi nous? Toujours elle a commencé ses ravages dans les contrées à demi-barbares où le sol, dépourvu d'une population suffisante pour le mettre en culture, est livré à toutes les vicissitudes atmosphériques et présente de nombreuses flaques d'eau où viennent naître, mourir et se putréfier tant d'espèces d'animaux et de végétaux.

N'est-ce pas en effet des steppes de la Tartarie, de la Crimée et des pays voisins, toutes contrées où l'hygiène est inconnue, que le choléra nous est venu constamment depuis qu'il a franchi les frontières de l'Inde? En un mot, le choléra ressemble, permettez-moi cette comparaison, à ces plantes parasites qui, fixées au sol par de profondes racines, s'attachent nonobstant aux arbres par des serres très-fines qui plongent jusque dans les couches où la sève circule pour y puiser une part nécessaire à leur nutrition. De même, le choléra, plongeant ses suçoirs dans les boues infectes du delta du Gange, a laissé en parcourant le globe de profondes ramifications dans les contrées les plus favorables à sa conservation.

Ce principe, dont la vérité résulte de tous les travaux écrits sur la marche et les causes du choléra, une fois admis, les moyens d'en diminuer et peut-être d'en neutraliser les effets s'offrent naturellement à l'esprit.

C'est encore à l'hygiène, ce vaste critérium sanitaire, qu'il faut nécessairement emprunter les moyens les plus efficaces pour atteindre ce but; si, comme l'a dit M. DE SALVANDY alors Ministre, *la corporation des médecins est un corps savant, un révélateur inattendu, à la redoutable assistance duquel est confiée non seulement l'hygiène privée, mais encore l'hygiène publique*, tâchons de nous élever à la hauteur de cette définition, à propos d'un fléau le plus meurtrier qui ait jamais plané sur l'espèce humaine, et de démontrer aux peuples moins instruits que, si terrible que soit cette épidémie, les études médicales et hygiéniques nous offrent quelques ressources pour en atténuer les effets.

Tous les peuples semblent bien rivaliser de zèle pour arrêter la marche de l'épidémie; mais les mesures hygiéniques, prises et exécutées par chaque gouvernement, par chaque province, ou par chaque commune, *à l'apparition seulement du danger*, ne peuvent avoir d'autres résultats, en élaguant quelques branches du gigantesque rameau cholérique, que de modifier faiblement leur délétère influence. Tandis que le tronc principal étant épargné ainsi que ses nombreuses racines, la sève épidémique, profitant de quelques années de quiétude où les peuples seront restés plongés, reprendra son essor sur les différentes parties du globe et y produira d'aussi déplorables effets. En un mot, toutes ces mesures ressemblent beaucoup à celles d'un agronome qui, pour se débarrasser du voisinage d'un arbre dont l'ombre gêne la végétation, se contente tous les ans d'élaguer les nouvelles pousses au lieu de faire tomber le tronc tout entier, en creusant le sol pour atteindre ses racines.

Que faut-il donc faire? Ici, Messieurs, nous touchons à la question pratique, question importante, et de la solution de laquelle, si nous ne nous faisons pas trop d'illusions, dépend le salut des populations. Si donc, au dire de tous les praticiens et des historiographes, en tête desquels nous plaçons notre savant confrère M. ROCHE, le miasme cholérique a pris sa source dans l'immense delta du Gange, c'est là où il importe surtout de modifier ce terrain fangeux, et puis, ou mieux en même temps, agir pareillement sur les marais des divers états de l'Europe. Mais, objectera-t-on, le remède que vous indiquez, outre qu'il sera d'une exécution difficile, exigera un temps considérable et des dépenses énormes ; cela peut être vrai et nous ne nous dissimulons pas la gravité de l'objection. Mais si ces travaux sont jugés utiles, certes le génie de l'industrie qui, suivant que le nivellement des travaux l'exige, traverse, au moyen de tunnels de plusieurs lieues, la base des plus hautes montagnes, qui réunit leurs cimes, ou franchit les fleuves à l'aide de ces ponts aériens dont la hardiesse et l'élévation semblent les avoir fait descendre de toutes pièces des régions célestes, ce génie, l'homme enfin, qui fait tant de merveilles, saura bien trouver dans son intelligence féconde, les moyens de conduire et d'exécuter les travaux que nous proposons. Ces travaux, comme tous ceux qui ont pour but l'assainissement d'un pays, comprendront deux opérations principales : 1° le dessèchement des surfaces inondées, soit en agrandissant le lit principal des cours d'eau, soit en construisant des voies artificielles pour concentrer, sur un ou plusieurs points, les nappes d'eau qui forment des mares, ou pour les déverser dans une rivière voisine ; 2° l'inondation continuelle au moyen d'un système d'endiguement dans le cas où l'égalité de niveau entre la mer et l'embouchure des rivières, comme pour le Gange peut-être, s'opposerait à tout écoulement des eaux du fleuve dans la mer. Mais, en supposant que ces travaux soient réalisables, par qui devront-ils être entrepris ? Par tout le monde, car tous les peuples ont payé, payent et payeront encore un tribut mortuaire au choléra.

Le projet que nous proposons nous semble le plus en rapport avec la gravité et l'importance du sujet ; son exécution, tout en répandant la sécurité sur les populations, aurait en outre l'avantage de produire un assainissement d'où résulteraient nécessairement une grande salubrité des lieux, ainsi que la disparition de presque toutes les maladies épidémiques. C'est dans ces nombreux cloaques que s'opèrent ces métamorphoses infinies d'êtres microscopiques, lesquels tenus par myriades en suspension dans l'air et transportés par la force des courants atmosphériques dans des directions variées, frappent de mort tous les êtres vivants sur lesquels ils s'abattent : hommes, animaux et végétaux dépérissent, s'ils ne meurent, au seul contact de ce poison subtil et ambulant. A ce propos, je vous demande la permission de faire une courte digression toute de circonstance. Si, comme deux micrographes l'assurent, la maladie qui détruit la vigne et qui a été observée sur d'autres végétaux, l'oïdium enfin, est produite par de petits insectes dont les œufs formeraient cette poussière blanche qu'on a confondue avec de petits champignons, il y aurait alors une certaine analogie entre le choléra réel et cette épidémie végétale qu'on pourrait désigner sous le nom d'*Epiphutatie*. Les vignerons auraient donc presque raison de l'appeler, comme ils le font, le choléra de la vigne. S'il en était ainsi, le remède que nous proposons pourrait avoir une influence aussi salutaire sur l'oïdium que sur le choléra. Nous émettons seulement cette idée, sans en accepter nullement la responsabilité. Nous sommes d'ailleurs de ceux qui croient que les maladies de ce genre, simples ou graves, dépendent toutes des émanations du sol, tenues en suspension dans l'air qui leur sert de véhicule, et dont l'action est rendue plus ou moins malfaisante, suivant que l'élévation ou l'abaissement de la température concentre ou éloigne les molécules miasmatiques. En résumé, et contrairement à certains praticiens qui prétendent que bien des épidémies peuvent dépendre des transitions simples de la température, nous pensons que, sans émanations malsaines du sol, l'air ne saurait jamais produire des maladies épidémiques graves. Or, comme toute émanation infecte suppose une fermentation, et que celle-ci ne peut s'opérer que par le mélange de matières organiques, animales et végétales accumulées dans les eaux stagnantes, desséchez complètement celles-ci, ou inondez-les de même, et vous détruirez la source de toutes les maladies qui en sont la conséquence. Enfin, les résultats importants de ces travaux pour tous les peuples seraient de rendre à l'agriculture des terrains dont les produits ultérieurs compenseraient amplement des sacrifices qui auraient été faits pour les dessécher et les assainir.

Voici à ce propos ce que disait notre savant et si spirituel confrère et ami, M. Amédée LATOUR, qui s'est occupé avec tant d'ardeur de l'organisation des conseils d'hygiène; après avoir fait ressortir, avec le talent que vous lui connaissez, les services immenses que ses conseils pouvaient rendre à la société, notre confrère ajoute : « Si, par les mesures que ces » conseils proposeront, ils entraînaient l'État dans des dé-

» penses considérables, ces dépenses se retrouveront en
» partie dans le perfectionnement de l'agriculture et dans la
» diminution du nombre des malades, des morts et de
» orphelins. »

Chaque gouvernement nommerait donc une commission
chargée d'étudier les points principaux du sol qui auraient
besoin d'être assainis; laquelle commission composée d'hy-
drologues, d'ingénieurs des ponts-et-chaussées, et surtout
de médecins, aurait aussi pour mission de dresser un devis
estimatif de tous les travaux et du plus ou moins de difficulté
que présenterait leur exécution. Afin de faciliter et de hâter la
levée de tous ces plans, on pourrait confier à chaque préfet
ou à chaque gouverneur de province, le soin de les faire
dresser par une commission choisie parmi les fonctionnaires
de son gouvernement; puis, dès que tous ces plans et devis
seront rendus à l'administration centrale, ils devront y être
soumis à l'appréciation d'une haute commission composée
d'hommes les plus capables dans cette spécialité.

Pour les travaux à exécuter sur les contrées arrosées par le
Gange, ils devront, à cause de leur importance, faire excep-
tion, et il sera peut-être nécessaire que tous les États s'en-
tendent avec le gouvernement Anglais pour les conduire à
bonne fin ; nous prévoyons déjà la grande objection qu'on ne
manquera pas d'adresser à ce projet. Pour ce qui concerne le
Gange, on dira que les débordements intermittents de ce
fleuve étant la cause principale de la fertilité de ce pays, on
portera une grave atteinte à sa production si on dérange ces
alternatives d'inondations et de dessèchement. Mais comme
la même cause engendre aussi les miasmes épidémiques, et
que tous les peuples doivent être solidaires les uns des autres
devant la santé générale, on mettra dans les plateaux d'une
même balance les deux motifs, et on jugera si la santé *de
tous* doit être sacrifiée à l'intérêt *d'un seul.*

Quant aux dépenses, nous voudrions, afin de donner plus
de valeur et de publicité à ces opérations, que tous les frais

fussent couverts par des souscriptions volontaires et générales, et que le pauvre y participât par une mince obole,
comme le riche par des sommes plus considérables. Nous
sommes persuadé qu'une souscription, s'ouvrant dans tous
les pays et proclamant le but qu'on se propose d'atteindre,
réunirait bientôt des sommes très-importantes.

Le dessèchement des surfaces marécageuses opéré, il surgirait probablement quelques difficultés. Personne n'ignore
combien les terrains, nouvellement desséchés, sont fertiles
et combien sont abondantes les récoltes qu'on leur confie;
aussi cette fertilité excitera-t-elle probablement la convoitise
de tout le monde, et des propriétaires riverains surtout. Mais,
si on a soin d'ajouter à la proclamation que la propriété de
ce terrain sera acquise de droit à celui ou à ceux qui en opèreront le dessèchement, toute contestation deviendra impossible. Ainsi, si l'État se charge de cette opération, il pourra
revendre ces terrains à son profit pour se dédommager de ses
dépenses; si c'est avec l'argent des souscripteurs, la somme
qui résultera de cette vente sera versée au trésor et employée
plus tard à des établissements de bienfaisance et d'utilité publique. J'ai ouï dire à des hommes expérimentés que les bénéfices qui résulteraient de pareilles opérations feraient trouver facilement à tous les gouvernements des compagnies qui
s'en chargeraient moyennant quelques garanties peu dispendieuses; c'est là, du reste, une question sérieuse que ni le
temps ni les circonstances ne nous permettent de discuter en
ce moment (1).

---

(1) Pendant que ce travail était sous presse, nous avons appris que
le gouvernement Hollandais venait de donner un exemple frappant qui,
en corroborant nos idées, prouve d'une manière victorieuse, tout ce
que peut la persistance du travail unie à une ferme volonté. Un grand
lac, dit mer de Harlem, dont le voisinage était une cause incessante
d'insalubrité pour le pays, vient, après des travaux actifs, et dont la
persévérance est au-dessus de tout éloge, d'être complètement desséché. Or, ce lac n'avait guère moins de 30,000 hectares de superficie,
c'est-à-dire, neuf fois celle représentée par l'enceinte de Paris qui n'a
que 3,300 hectares.

D'ailleurs, Messieurs, aux grands maux les grands remèdes, et si la société reproche à la médecine de manquer de moyens contre le choléra, la médecine à son tour sera en droit de répondre : Nous vous en proposons un ; c'est à vous de le mettre à exécution. Or, la thérapeutique ne possédant pas, cela n'est que trop vrai, de remèdes capables de neutraliser l'action si promptement mortelle du miasme cholérique, il faut en appeler à l'hygiène, et puisque l'hygiène nous en fournit d'une efficacité incontestable, c'est à nous, médecins, à vous l'indiquer, et à vous à le mettre en pratique ; la médecine aura fait son devoir en vous signalant ses avantages, et en vous mettant à même de faire le vôtre en suivant ses prescriptions.

Mais notre voix sera-t-elle écoutée? Nous n'osons l'espérer, car nous savons combien les conseils donnés par les philosophes et les médecins ont besoin d'être longtemps proclamés avant que la main bienfaisante des gouvernements les mettent en pratique.

Est-ce que LANCISI, d'immortelle mémoire, n'avait pas écrit depuis plusieurs années son ouvrage, *De noxis palludium effluvis*, ainsi que sa dissertation remarquable, *De sylvæ*

Je doute que dans les dessèchements que nous proposons, on trouve des terrains d'une étendue et d'une profondeur pareilles à cette petite mer.

Le gouvernement Hollandais, tout en détruisant cet immense foyer d'infection, a ainsi enrichi son pays de 30,000 hectares de bonne terre labourable. Mais ce qui devient curieux et tout-à-fait à l'appui des craintes que nous avons exprimées dans ce court travail, c'est que la ville de Leyde, qui a contemplé en silence l'exécution de ce gigantesque dessèchement, vient de revendiquer ses droits de propriété au moment où le gouvernement allait faire procéder à la vente publique de ces terres. Ce procès est aujourd'hui pendant devant le tribunal d'arrondissement séant à Amsterdam. Quel qu'il soit, le jugement sera curieux et intéressant. — Un voyageur qui arrive de ce pays m'a raconté que, si les vastes terrains sont vendus leur valeur, le gouvernement rentrerait dans une grande partie de ses frais. C'est là, du reste, l'opinion exprimée par toutes les personnes compétentes, que la vente des terrains desséchés et assainis dédommagerait, dans presque tous les pays, des frais qui auraient été faits pour en opérer le dessèchement.

seminatœ non nisi per partes excidenda, avant que SIXTE-QUINT, ce pape pourtant si intelligent, eût ordonné les travaux des marais Pontins, travaux encore inachevés et dont le voisinage, par les émanations qui s'en exhalent, rendent les environs de Rome encore si insalubres (1).

Tel est, Messieurs, le projet qui depuis longtemps fait le sujet de mes préoccupations. Mis cinq fois en présence de l'épidémie, deux à Alger, puis à Bône, à Constantine et enfin dans cette ville en 1849, bien que nos résultats thérapeutiques aient été aussi satisfaisants que possible, nous avons pu acquérir la triste conviction que la médecine étant impuissante dans le plus grand nombre de cas, c'est à l'hygiène qu'il fallait faire appel contre un si redoutable fléau.

C'est à vous tous, Messieurs, que nous soumettons le moyen prophilactique que nous avons élaboré ; nous en appelons sur tout à l'expérience et au jugement de ceux de nos confrères qui, témoins de l'inanité des moyens thérapeutiques contre cette terrible maladie, ont comme nous compris la nécessité de recourir à des mesures plus générales. Nous serions certes très-heureux si celui que j'ai eu l'honneur de vous exposer pouvait mériter votre approbation. Son exécution présentera de grandes difficultés que nous pressentons, puisqu'elle exigera un concours de circonstances qu'on aura probablement bien de la peine à réunir. Mais en venant l'exposer dans ce Congrès, dans une ville où je l'avais élaboré en 1849, et dans un département qui de tous est celui qui comprend le mieux les questions ayant trait à l'hygiène publique, nous

---

(1) D'après notre savant confrère, M. Bally, dont les travaux sur le choléra sont si généralement connus et appréciés, cette insalubrité ne résulterait pas du voisinage des marais Pontins, mais bien, comme le pense le professeur Bertini, des émanations provenant des couches vaseuses que laissent sur le sol les débordements du Tibre. M. Bally appuie son opinion sur la disposition qu'affectent les Apennins, disposition qui est telle qu'elle imprime aux courants d'air, susceptibles de transporter les miasmes, une direction contraire à celle de Rome. Toujours est-il que si la ville éternelle n'est pas affectée par les miasmes des marais Pontins, ces miasmes doivent atteindre les habitants des contrées opposées.

n'avons pas été arrêté par ces difficultés, et nous avons eu la confiance que nos idées y trouveraient une sympathique bienveillance.

Tout le monde sait qu'en 1851, alors qu'il était question d'organiser des conseils d'hygiène dans chaque département, on demanda quelques subsides pour subvenir aux menus frais d'installation et de fonctionnement de ces comités; un seul conseil général, celui du Pas-de-Calais, vota 12,000 fr.; tous les autres conseils refusèrent avec une unanimité qu'il serait difficile de qualifier, en regard du bien que pouvait produire cette organisation. Un pareil résultat se produirait difficilement de nos jours, car il serait en opposition avec une administration dont la pensée se traduit tous les jours par des actes ayant pour but l'amélioration sanitaire, sur une aussi large échelle que possible, et pour ne citer qu'un exemple de cette tendance généreuse et vraiment humanitaire, nous n'avons qu'à rappeler les travaux, si importants et si longtemps désirés des populations locales, qu'elle est en voie de faire exécuter dans notre triste et malheureuse Sologne. Ce que le gouvernement fait en Sologne, nous demandons seulement qu'on le fasse partout où il en sera besoin.

Que vos voix se joignent donc à la nôtre pour fixer l'attention générale sur un sujet aussi important, et le projet que nous proposons sera non seulement accueilli avec bienveillance par notre gouvernement, mais ses généreuses tendances hygiéniques doivent encore nous faire espérer qu'il s'en fera l'écho auprès des autres états. La France aura ainsi donné, par votre initiative, un bon et salutaire exemple de plus à suivre à toutes les nations.

BIBLIOTHEQUE NATIONALE DE FRANCE

3 7531 03988420 1

www.ingramcontent.com/pod-product-compliance
Ingram Content Group UK Ltd.
Pitfield, Milton Keynes, MK11 3LW, UK
UKHW021045120726
13693UKWH00006B/2429